MÉTHODE ÉPROUVÉE

POUR LE TRAITEMENT DE LA RAGE.

Publiée par ordre du Gouvernement.

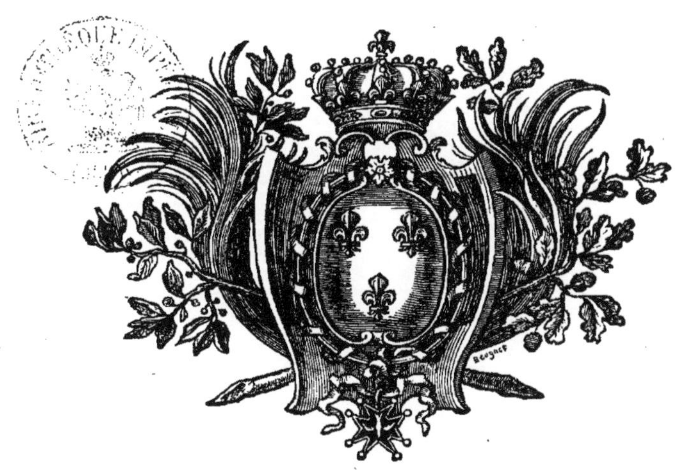

A PARIS,

DE L'IMPRIMERIE ROYALE.

M. DCCLXXVI.

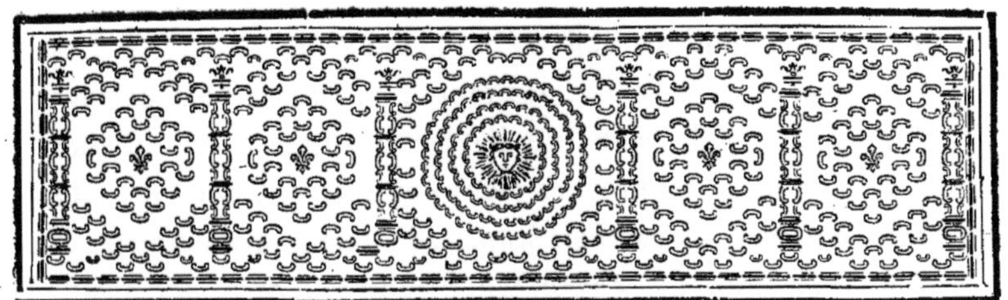

MÉTHODE ÉPROUVÉE

Pour le Traitement de la Rage.

Parmi les maux auxquels l'homme eſt expoſé, la Rage eſt un de ceux dont la nature & le caractère ſont le moins connus.

L'hiſtoire poſitive de ſon invaſion, de ſon développement, de la progreſſion ſucceſſive des accidens, enfin de ſa terminaiſon, n'exiſte que par lambeaux épars dans quelques Ouvrages qui en ont traité.

On n'eſt guère plus avancé ſur la cure ; elle n'a été, & n'a pu être encore qu'empirique.

En examinant bien, & en appréciant les remèdes vantés comme excellens, même ſpécifiques, en différens temps & en divers lieux, tant ceux qui ont été publiés, que ceux, qui à la honte de l'humanité, ſont encore obſtinément réſervés dans le ſecret ; il ne paroît en exiſter aucun dont l'efficacité & le plein ſuccès ſoient bien conſtatés. En effet, les cures citées ont-elles été opérées

A ij

fur des individus réellement atteints de la rage! Les obfervations, les récits, les rapports, font-ils bien exacts! Viennent-ils de gens de l'Art! Trouve-t-on que les témoignages & les preuves aient l'authenticité requife! Sur tous ces faits, l'examen impartial, le rapprochement & la comparaifon des circonftances aboutiffent à faire naître des doutes & des incertitudes.

Il faut néanmoins avouer que dans le nombre de ces remèdes, il s'en trouve deux ou trois de ceux dont on a fait depuis quelques années certaines épreuves, qui ont paru avoir chacun féparément quelqu'action marquée fur le levain de la rage. Les effets, fur-tout bien obfervés & bien atteftés de la pommade mercurielle, employée en friction, méritent une attention plus particulière.

Or, fi l'on prend pour bafe d'une méthode curative de la rage, ce remède principal & effentiel; fi l'on y joint comme moyens coopérans plus efficaces, quelques autres remèdes diftingués de tous les autres par leur vertu éprouvée; ces forces réunies auront fans doute bien plus d'intenfité, & feront beaucoup plus capables de dompter le venin de la rage, quand il commence à s'annoncer déjà par quelque fymptôme, ou de l'énerver avant qu'il fe foit développé dans les individus qui en font atteints.

Les détails d'un traitement dirigé fur ce plan, furent donnés par M. de Laffone, que M. le Contrôleur général confulta à l'occafion des ravages affreux faits dans plufieurs villages du Mâconnois, par la fureur & les morfures multipliées d'un Loup enragé. Cette méthode curative a été employée & fuivie avec le plus grand fuccès fur un affez grand nombre de perfonnes, qui après avoir été grièvement bleffées & même déchirées par les morfures du Loup écumant de rage, ont confenti à s'y foumettre pendant le temps néceffaire : tandis que plufieurs autres de ces malheureux également mordus, & n'ayant pas été traités par la même méthode, foit par une fauffe crainte de leur part, foit par entêtement, foit par une aveugle confiance qu'on leur avoit infpirée en d'autres remèdes, ont péri dans des accès horribles de rage.

Et comme cette circonftance effentielle, en prouvant l'exiftence réelle du venin de la rage dans les bleffés du Mâconnois, prouve en même-temps la grande efficacité du traitement confeillé par M. de Laffone *(a)*, & dirigé fur les lieux par M. Blais, habile Médecin *(b)*; on croit utile au bien public de faire connoître & de répandre cette méthode curative, en exhortant d'y avoir recours avec confiance le plus tôt poffible, & préférable-ment à tout autre remède, dans les évènemens femblables à celui-ci.

(a) M. de Laffone déclare n'avoir eu d'autre mérite, en indiquant cette méthode curative, que d'en avoir réuni d'une manière plus avantageufe les diverfes parties, déjà pour la plupart connues.

(b) Réfidant à Cluni, & digne par fes talens & par fon expérience de la confiance de M.rs des États du Mâconnois, de M. l'Évêque de Mâcon & de M. l'Intendant, qui lui ont confié le foin de ces malheureux bleffés, en fourniffant avec le plus grand zèle tous les fecours néceffaires.

A iij

Méthode curative.

Si la perfonne bleffée eft bien conftituée, & d'un tempérament fanguin, il faut faire d'abord une ou deux faignées du bras ou du pied, après avoir débarraffé les entrailles par quelques lavemens laxatifs.

La faignée feroit encore mieux indiquée, s'il s'étoit déjà manifefté quelque fymptôme de la rage, car alors le vifage eft rouge & allumé, le regard eft farouche, les yeux font ordinairement enflammés, le pouls eft fort, vif & plein.

On fera tremper matin & foir, une heure de fuite, les jambes dans l'eau chaude, mais d'une chaleur tempérée; & s'il étoit poffible de plonger tout le corps dans un bain tiède, cela feroit encore plus utile.

On lavera long-temps la plaie avec l'eau tiède chargée de fel marin. On doit réitérer cette lotion, fur-tout les premiers jours, & même au-delà, fi le mauvais état & l'afpect de la plaie l'exigeoient.

Si la morfure eft confidérable, fi les chairs font déchirées, hachées, profondément contufes, on fera des fcarifications profondes; on féparera les lambeaux; enfuite on fera les lotions avec l'eau tiède falée, ou ce qui feroit préférable, fi les circonftances le permettoient, avec l'eau animée par le fel ammoniac diffout.

Si l'on avoit à traiter quelque animal domeftique mordu, alors au lieu de fcarifier, il faudroit cautérifer la plaie avec un fer rouge. Cette pratique trop cruelle pour les hommes eft pourtant préférable à celle des fcarifications.

Immédiatement après ces préliminaires, on frottera légèrement les bords & les environs de la plaie avec un gros de pommade mercurielle; enfuite on panfera la plaie avec l'onguent fuppuratif ou le bafilicum. Si l'on vouloit fe fervir de quelqu'autre onguent, on auroit attention de n'employer que ceux qui font fort doux, & qui reffemblent aux deux précédens.

On doit panfer régulièrement deux fois par jour la plaie, en renouvelant l'application du fuppuratif ou du bafilicum, après avoir fait la lotion avec l'eau tiède falée ; mais il ne faudra réitérer la friction légère avec la pommade mercurielle, à la même dofe déjà prefcrite, qu'une feule fois en vingt-quatre heures (c).

On aura foin de procurer journellement la liberté du

(c) Le moyen le plus fimple & le meilleur de faire les frictions ou l'application de la pommade mercurielle, eft de fe fervir pour cet effet d'une plume ou plutôt d'un pinceau de charpie que l'on chargera de pommade. Par cette manœuvre on ne produira nulle irritation ; & s'il y a plufieurs plaies, on pourra divifer affez la quantité de pommade employée chaque fois, pour en appliquer par-tout où cela eft néceffaire.

Quoique le mercure en général paroiffe être jufqu'à préfent le meilleur remède contre la rage ; il n'a pas à beaucoup près la même efficacité quand on l'adminiftre intérieurement fous forme faline, ou de telle autre manière. Les expériences ont appris que l'onguent mercuriel appliqué extérieurement fur les bords & aux environs de la plaie eft ce qui réuffit le mieux.

A iiij

ventre par des lavemens fimples, où l'on aura mêlé une bonne cuillerée de miel commun, & deux cuillerées de vinaigre.

Dans l'intention de prévenir la falivation, on purgera tous les quatre ou cinq jours, en faifant avaler une dofe de poudre purgative quelconque. Ce purgatif devant être fouvent répété, il eft prudent, & même effentiel d'en modérer la dofe.

Il feroit même avantageux de procurer, fur-tout dès les commencemens, une ou deux fois le vomiffement, s'il y avoit des naufées ou des envies fréquentes de vomir.

Deux fois par jour, c'eft-à-dire, le matin & dans la foirée, on fera avaler une cuillerée de vin où l'on aura mêlé vingt ou vingt-cinq gouttes d'eau de Luce. On fe borneroit à l'égard de ce remède, à une feule cuillerée chaque jour, fi l'on remarquoit qu'il procurât trop d'agitation. S'il déterminoit la fueur, effet affez ordinaire, on la favoriferoit, fans affujettir pourtant les malades à refpirer un air trop échauffé. On fufpendroit alors l'ufage de l'eau de Luce, ou la dofe feroit modérée.

On donnera tous les jours le bol fuivant:

> Quatre grains de camphre,
> Deux grains de mufc,
> Six grains de nitre en poudre:
> Mêlez & incorporez avec un peu de miel.

S'il y avoit trop d'infomnie ou d'agitation, on pourroit

prefcrire un calmant, dont la dofe feroit moyenne; mais il ne faudroit pas le réitérer plufieurs jours de fuite.

On engagera les malades à boire fréquemment d'une infufion de fleurs de tilleul ou de feuilles d'oranger adoucie avec le miel, & acidulée avec le vinaigre commun, ou le vinaigre diftillé, ce qui feroit préférable (d).

Si l'on avoit à traiter quelqu'un à qui les remèdes n'euffent point été adminiftrés de bonne heure, & qui reffentît déjà l'averfion invincible ou l'horreur pour toute boiffon, fymptôme ordinaire de la rage confirmée; il faudroit alors faire prendre en lavement, de trois ou de quatre en quatre heures, un gobelet de la même infufion prefcrite ci - deffus, & pareillement acidulée. On donneroit de la même manière le bol après l'avoir délayé dans un de ces lavemens. On auroit recours au même moyen pour le calmant, s'il en étoit befoin, & pour l'eau de Luce; mais ici l'infufion adoucie avec le miel ne feroit point acidulée. Ne pouvant pas auffi faire avaler la poudre purgative, on fubftitueroit un lavement purgatif.

On ne permettra que peu de nourriture, jamais échauffante, & toujours choifie, autant qu'il fera poffible dans la claffe des fubftances végétales. Le lait & toute efpèce de laitage doivent être interdits.

(d) Il ne faudroit employer le vinaigre diftillé qu'autant que l'on feroit affuré qu'il eût été diftillé dans des vaiffeaux de terre ou de verre; celui du Commerce a prefque toujours été préparé dans des vaiffeaux de cuivre.

Ce traitement doit avoir lieu jufqu'à ce que la plaie foit guérie, & que la cicatrice paroiffe bien faite.

On doit en général continuer l'ufage des frictions mercurielles, du bol antifpafmodique, & de la potion avec l'eau de Luce; le tout entre-mêlé de purgations, comme il a été dit, au moins un mois de fuite, pour pouvoir fe flatter de préferver fûrement de la rage.

A plus forte raifon doit-on prolonger le traitement pour ceux qui ont été grièvement bleffés, ou qui auroient éprouvé déjà quelque fymptôme du développement & de l'action du venin.

Si malgré les panfemens & les lotions, les plaies avoient un mauvais caractère, alors on prefcriroit chaque jour, de deux en deux heures, & plufieurs jours de fuite, deux ou trois cuillerées à bouche d'une forte décoction de quinquina.

Après le traitement terminé, s'il exiftoit de l'abattement, de la langueur, une profonde trifteffe, il faudroit donner chaque jour trois prifes de quinquina en poudre; & ce remède feroit continué huit ou dix jours.

On règlera toujours les dofes des remèdes felon l'âge, la conftitution & le tempérament. Il feroit donc important que le traitement fût toujours dirigé par un Médecin prudent & éclairé,

Les animaux domeftiques utiles, tels que les vaches, les bœufs, les chevaux, qui auroient été mordus par quelque autre animal enragé, & que l'on voudroit préferver de la rage, feroient traités par le cautère actuel, comme il a été dit, par les lotions d'eau tiède plus chargée de fel marin, par les frictions mercurielles, en triplant chaque fois la dofe de la pommade, & par les panfemens de la plaie avec la térébenthine rendue plus liquide, en la mêlant avec un peu de bonne huile d'olive ou de noix.

On leur feroit avaler abondamment de l'eau blanche miellée & chargée d'une bonne quantité de vinaigre.

On leur donneroit pendant ce traitement, quelques mixtions purgatives appropriées à ces animaux, & des lavemens, s'ils étoient conftipés.

Toute communication avec les autres animaux fains feroit foigneufement interdite pendant un mois ou fix femaines de fuite.

Jamais on ne tenteroit de traiter ceux en qui l'on commenceroit à remarquer quelque figne de la rage prête à éclater.

Les autres animaux moins utiles, tels que les chiens, &c. doivent être d'abord, & dans tous les cas, facrifiés fans aucune réferve.

Copie de la Lettre écrite à M. DE LASSONE, par M. BLAIS, Médecin.

Monsieur, j'ai reçu dans les premiers jours du mois de Janvier, de la part de Mgr le Contrôleur général, le plan du traitement que vous lui avez donné pour les malheureux qui ont été la victime du Loup enragé qui a dévasté nos cantons. Comme les remèdes qu'on a faits en conséquence ont eu beaucoup de succès, je m'empresse, Monsieur, à vous en faire part. Je sais trop combien les observations sont intéressantes, sur-tout relativement à des objets sur lesquels il y a encore des doutes, pour ne pas être convaincu que vous recevrez avec plaisir celles que je viens de faire sur l'utilité du mercure pour prévenir la rage. Quoique j'aie prié M. l'Intendant de Bourgogne de vous faire passer le Mémoire détaillé que je lui envoye, permettez, Monsieur, qu'en rendant l'hommage que je dois à vos talens, je vous informe moi-même succinctement des suites de cet évènement affreux, & du succès qu'a eu le traitement que vous avez eu la bonté de prescrire.

Le Loup enragé mordit dans l'espace de vingt-quatre heures, quinze personnes dans le district des États du Mâconnois. La plupart furent mordues au visage & à la tête, ou au bras à chair découverte. Ces malheureux s'empressèrent tous de recourir à des remèdes inutiles qu'une confiance aveugle accrédite depuis long-temps dans cette Province. L'un est connu sous le nom du remède du Comte de Sigy, & n'est autre chose que celui qui a été vanté autrefois par Palmarius : l'autre est la poudre d'écailles d'huîtres calcinées.

Mais Mgr l'Évêque de Mâcon, dont je ne pourrai jamais assez louer les bontés & les sentimens de religion & d'humanité, me chargea de porter à ces pauvres gens tous les secours dont j'étois capable. Je les visitai à la campagne, & je leur prescrivis sur le champ l'usage du mercure; mais sur les représentations que je fis à M.ʳˢ des États du Mâconnois, de l'indigence de ces malheureux qui non-seulement n'étoient pas en état d'exécuter les remèdes que je leur avois ordonné, mais encore de se procurer la subsistance la plus médiocre, ils prirent le parti de les faire venir ici pour y recevoir tous les secours qu'exigeoit leur situation.

Je reçus ici onze malades, les premiers jours de Janvier, & je les soumis tout de suite au traitement que vous aviez eu la bonté de prescrire. J'en perdis un au bout de huit jours; cet homme étoit d'un tempérament très-robuste; les plaies qu'il avoit au visage & à la main étoient très-grandes, & il avoit été mordu dans le temps que le Loup étoit dans l'accès le plus fort de sa rage. Malgré ces circonstances qui devoient rendre son état plus grave, les accidens qu'il a éprouvés ont été bien moins violens que ceux qui n'ont point fait de remèdes.

Un autre a succombé après vingt jours du traitement le plus régulier. Quoique sur la fin de la vie de cet homme, j'aie observé des symptômes non équivoques d'hydrophobie, je ne puis m'empêcher de croire que sa mort a été occasionnée par un excès considérable de vin auquel il s'étoit livré pendant plusieurs jours de suite à l'insçu de tout le monde.

Un troisième n'a pas attendu la fin du traitement; ses parens l'ont emmené de force malgré toutes les représentations que je leur fis, sous prétexte qu'on le laissoit mourir de faim, & qu'il prenoit trop de remèdes. Je sais qu'il vient de périr, environ trois semaines après être sorti d'ici. Sa mort ne me surprend point, parce qu'il avoit à la tête une plaie très-grande avec carie, qui exigeoit beaucoup de soins que ses parens ne pouvoient pas lui donner à la campagne où il n'y a point de Chirurgien. Lorsqu'on emmena ce jeune homme, il étoit auffi-bien que fa fituation le permettoit, & on pouvoit efpérer une guérifon radicale, s'il avoit continué les remèdes.

Les huit autres malades, le traitement fini, font retournés chez eux très-bien portans. J'ai tout lieu de croire que leur guérifon fera fûre, parce que les remèdes ont paru produire les effets qu'on devoit en attendre, & qu'ils les ont faits avec toute l'exactitude poffible. Les plaies ont été tenues ouvertes pendant très-long-temps, & on a exécuté avec le plus grand foin toutes les précautions qui concernoient le régime.

Les quatre autres malades qui n'ont pas voulu venir ici, ni fe foumettre au traitement, font morts chez eux, après avoir éprouvé pendant plufieurs jours les accès de la rage la plus terrible. J'ai été moi-même fur les lieux, pour prendre des informations exactes fur les accidens qui avoient précédé leur mort.

Il feroit bien à fouhaiter, Monfieur, que toutes les obfervations qu'on a fur les avantages du mercure, pour prévenir ou même guérir la rage, fuffent auffi claires, & tout au moins rapprochées par une analogie auffi févère que celle que je viens d'avoir l'honneur de vous communiquer.

J'ai l'honneur d'être avec refpect, &c.

A Cluny, le 21-Février 1776.

ON a jugé qu'il feroit utile de publier à la fuite de ce traitement, les obfervations exactes & bien détaillées, telles que M. Blais, Docteur en Médecine, réfidant à Cluny, les a rédigées & communiquées, avec toutes les circonftances du traitement entier auquel les malades ont été foumis, fous la direction & fous les yeux de cet habile Médecin. Ces obfervations très - importantes par leur objet, & par l'authenticité dont elles font revêtues, deviennent encore des inftructions particulières ; parce qu'elles apprennent comment, felon les cas variables par la nature des accidens, par les époques de la maladie, par l'âge, le tempérament & le fexe, un Médecin prudent peut & doit modifier les différens remèdes & la manière de les adminiftrer, fans s'écarter pourtant du plan & des préceptes généraux qui font la bafe de la méthode curative.

COPIE de la Lettre écrite le 19 Février 1776, à Mgr l'Évêque de Mâcon, par M. Blais, Médecin à Cluny.

MONSEIGNEUR, fi les bontés vraiment paternelles que Votre Grandeur a eues pour les malheureux qui ont été la victime du Loup enragé qui a dévafté nos cantons, peuvent être fatisfaites ; fi la charité de M.^{rs} des États peut être accomplie, c'eft fans doute en voyant ces pauvres gens rendus à leurs familles, & garantis par vos foins, de la maladie la plus cruelle qui attaque l'efpèce humaine.

Quoique j'aie été très-exact à informer Votre Grandeur, de toutes les particularités qui fe font offertes depuis ce fâcheux évènement,

*

je crois qu'il eſt eſſentiel que je lui rende compte de tout ce qui s'eſt paſſé d'intéreſſant pendant le traitement des malades que j'ai eus ici.

Les préjugés qu'on a ſur des remèdes abſolument inutiles pour prévenir la rage, ſont tellement accrédités dans cette province, qu'on ne ſauroit prendre trop de précautions pour rendre publics ceux qui ſont plus efficaces, & ſur leſquels il y a des obſervations plus exactes & conformes aux principes de la Médecine.

Du 4 au 5 Janvier, j'ai reçu ici onze perſonnes qui avoient été mordues ; je les ai logées auſſi commodément qu'il a été poſſible ; & je les ai ſoumiſes pendant près de cinq ſemaines, à toute la rigueur du traitement que le Miniſtre a eu la bonté d'envoyer. Quelques - uns avoient déjà commencé chez eux les mêmes remèdes à peu-près que je leur faiſois donner avant d'avoir reçu le mémoire de M. de Laſſone.

De ces onze malades, qui avoient été mordus très – gravement & à chair découverte, circonſtance très-eſſentielle à obſerver, l'un eſt mort après dix jours de traitement. Il étoit d'une conſtitution robuſte, & les plaies qu'il avoit au viſage & à la main, étoient très-grandes ; malgré cela, il n'a point éprouvé des accidens auſſi violens que ceux qui n'avoient point fait de remèdes.

Un autre a ſuccombé après vingt jours de traitement le plus régulier : quoique ſur la fin de la vie de cet homme, j'aie obſervé des ſymptômes d'hydrophobie, je ne puis m'empêcher de croire que ſa mort a été occaſionnée par un excès conſidérable de vin auquel il s'eſt livré pendant pluſieurs jours de ſuite, à l'inſçu de tout le monde.

Un troiſième n'a pas attendu la fin du traitement ; ſes parens l'ont emmené de force, ſous prétexte qu'on le faiſoit mourir de faim, & qu'il prenoit trop de remèdes. Je ſais qu'il vient de périr environ trois ſemaines après être ſorti d'ici, ſans avoir eu le moindre ſigne de rage. Sa mort ne me ſurprend point, parce qu'il avoit à la tête une plaie très-grande, avec carie, qui exigeoit beaucoup de ſoins que ſes parens ne pouvoient point lui donner à la campagne. Lorſqu'il eſt parti, il étoit auſſi bien que ſa ſituation le permettoit ; il en pouvoit eſpérer une guériſon très-ſûre, s'il avoit continué les remèdes.

Les huit autres, le traitement fini, ſont retournés chez eux très-bien portans. J'ai tout lieu de croire qu'ils ſont radicalement guéris..... J'ai pouſſé le mercure juſqu'à une ſalivation modérée, parce que je ſuis convaincu qu'un léger dégorgement par les glandes ſalivaires, eſt le moyen le plus ſûr de prévenir la rage. En effet, le ſiége de cette fâcheuſe maladie eſt dans ces parties, & le vice de la ſalive en eſt la cauſe...... Les plaies ont été tenues ouvertes pendant preſque tout le traitement, & on a exécuté avec le plus grand ſoin toutes les précautions qui concernoient le régime & les remèdes.

Mais pour mettre plus d'ordre dans tout ce détail, je vais, Monſeigneur, vous rendre compte de chaque malade en particulier, tel que je le trouve dans le journal que j'en ai tenu.

Antoine Reboult, du Matras, paroiffe de la Vineufe, âgé de feize ans.

Ce jeune homme avoit été mordu au bras & à la tête, où le loup lui avoit fait plufieurs dentées confidérables. Lorfqu'il arriva ici, il étoit trifte, inquiet, & fe figuroit mourir à chaque inftant. Dès le 4, il fut foumis au traitement; fes plaies qui commençoient à fe fermer, furent rouvertes & panfées avec foin..... Le 10, il ne voulut pas manger, il étoit rêveur, il s'obftinoit à garder le lit; il prit un vomitif, il fut purgé. Le lendemain, quoique les remèdes euffent bien agi, il continuoit à être mal; il fe plaignoit d'une certaine douleur d'eftomac & d'entrailles que j'avois obfervée chez ceux qui avoient pris la rage. Au refte, le pouls étoit affez tranquille, & les fécrétions étoient dans l'ordre. Quelques jours après, il fe remit; on continua les frictions, il faliva peu, mais il eut les gencives fort enflées, & il éprouva un léger mal de gorge. Lorfqu'il partit, il étoit en bonne fanté.

Le nommé *Jean-Baptifte Laronfe,* de Dombines, toujours paroiffe de la Vineufe, âgé de treize ans.

Cet enfant avoit été très-gravement mordu à la tête : c'eft celui que le loup avoit emporté à plus de cinquante pas.

Comme c'étoit un des premiers que j'avois vus à la campagne, on avoit pris toutes les précautions convenables pour tenir les plaies en bon état & prévenir les fuites de la carie des os du crâne. Je lui avois de même prefcrit l'ufage des frictions mercurielles & des antifpafmodiques. Lorfqu'il arriva ici le 5, fa plaie étoit très-belle & fuppuroit abondamment. On continua les frictions & les autres remèdes jufqu'au 24, fans qu'il éprouvât le moindre accident. Tout alloit merveilleufement, & nous nous félicitions de fauver cet enfant qui étoit un des plus maltraités, lorfque fes parens, par la complaifance la plus déplacée, voulurent l'emmener, malgré toutes les repréfentations que je leur fis. Ces bonnes gens fe plaignoient de ce qu'on lui donnoit trop de remèdes, & qu'on le laiffoit mourir de faim, fans doute parce qu'on ne vouloit pas fatisfaire fon appétit qui portoit fur les alimens les plus bizarres & les plus oppofés à fa fituation. Je viens d'apprendre, comme je l'ai déjà dit, que cet enfant étoit mort trois femaines après être forti d'ici. Je n'ai rien pu en favoir de particulier, finon qu'il étoit devenu très-maigre & que fa tête infectoit. Il n'a point eu d'accès d'hydrophobie, puifqu'il a toujours bu & mangé avec le plus grand appétit; il avala même une très-groffe foupe une heure avant de mourir..... On ne peut attribuer la mort de cet enfant qu'au peu de régime qu'il a fuivi, & aux fuites de la plaie qui exigeoit les plus grands foins & les panfemens les plus réguliers.

* ij

La femme d'*Étienne Bouin*, du hameau les Bois, paroiffe de Donzy-le-royal, âgée de quarante-cinq ans, enceinte de fept mois.

Elle avoit été fortement mordue au bras & à la jambe, à chair décou-verte; lorfque cette malheureufe arriva ici, elle étoit dans l'état le plus cruel; elle venoit de voir périr fous fes yeux deux de fes voifins qui avoient été mordus comme elle. Ce fpectacle affreux l'avoit fi fort affectée, qu'elle fe livroit à toute l'horreur du défefpoir; elle nous fupplioit de la faire mourir, & de lui épargner les tourmens horribles que fes voifins avoient éprouvés.... J'employai tous les moyens poffibles pour la raffurer; je lui donnai pour la fervir, fon mari qu'elle me demanda avec inftance.... Comme l'état de cette femme étoit violent, & qu'elle étoit enceinte, je la fis faigner au bras, & je com-mençai avec ménagement le traitement ordinaire: fes craintes étoient toujours bien grandes; elle ne parloit prefque pas; mais elle pouffoit continuellement des foupirs, & elle paffoit toutes les nuits dans la plus grande agitation: il lui fembloit fouvent qu'elle étoit pourfuivie par l'animal furieux qui l'avoit mordue, par des chiens ou par d'autres animaux que fon imagination lui figuroit; elle avoit le pouls petit, ferré, convulfif; fon regard étoit incertain; elle étoit altérée, & toutes les excrétions languiffoient. . .•. Quelques jours après, elle refufa toute forte de nourriture; fa parole devint vive & fon maintien hardi; elle éprouvoit une efpèce de hoquet, que j'attribue à une grande irritation des nerfs du diaphragme & de l'eftomac, & qui précédoit conf-tamment l'accès chez ceux qui font morts. Je crus même obferver quelques fymptômes d'hydrophobie; cependant avec beaucoup d'inftance on la faifoit boire; mais il y avoit un principe d'averfion.... Tous ces accidens n'empêchèrent pas de continuer le traitement: j'y joignis feulement l'ufage des narcotiques que la fituation particulière de cette femme paroiffoit exiger; je les donnai même à affez haute dofe, com-binés avec les antifpafmodiques; je les foutins pendant quelques jours, au bout defquels le calme reparut infenfiblement, & nous fuivimes les remèdes. Je croyois que nous pourrions aller au bout avant le temps des couches, mais cette femme s'étoit trompée; elle accoucha la nuit du cinq, par le temps le plus froid; je m'empreffai à lui donner tous les fecours qu'exigeoit fa fituation; mais le grand froid qu'elle avoit éprouvé pendant fa couche, la mit à deux doigts de fa perte.....
Les vidanges fe fupprimèrent, la fièvre s'alluma, & il fe manifefta une diarhée prodigieufe; on la mit au régime & on la purgea plufieurs fois, parce que fa fièvre annonçoit un caractère de putridité; elle évacua beaucoup de vers, & au bout de quinze jours, elle fut en pleine convalefcence. L'enfant reçut le Baptême, & mourut fept ou huit heures après. Les plaies de cette femme ont fuppuré pendant toute fa maladie, & on ne les a laiffé fermer que lorfque le traitement

a été fini. La couche de cette femme a été cauſe que je l'ai gardée une quinzaine de jours plus que les autres malades.

Léonard Dumont, du hameau de Tourry, paroiſſe de Cortambert, âgé de vingt-deux ans, d'une conſtitution athlétique.

Ce jeune homme avoit été gravement mordu au cou & au menton : peu de jours après que ce malheureux fut arrivé ici, on aſſomma les deux bœufs qu'il conduiſoit & qui furent mordus dans le même temps. Dès le jour même qu'il fut ici, on commença le traitement & on rouvrit les plaies : il n'a pas eu la moindre incommodité, ſi ce n'eſt un léger mal de gorge qui ne l'empêchoit pas de manger ; il a toujours conſervé le meilleur appétit, & il eſt retourné dans ſa famille auſſi bien portant qu'on peut l'être.... Il eſt bien rare de trouver des tempéramens qui ſupportent ainſi l'action des remèdes.

Le nommé *Mayeux*, de la paroiſſe de Confrançon, âgé de quarante-quatre ans.

Il avoit été cruellement mordu au nez & à la main ; c'eſt celui qui avoit empoigné le loup, & qui s'étoit long-temps défendu en appelant du ſecours. Dès les premiers jours de Janvier, cet homme avoit commencé les remèdes qu'il faiſoit avec la plus grande exactitude ; tout alloit aſſez bien ; il paroiſſoit même que le mercure commençoit à agir, ſes plaies ſuppuroient bien & elles étoient en bon état. Le 11 il ſe plaignit d'un froid inaccoutumé, & il reſſentit quelques embarras dans le bas-ventre ; je lui fis donner quelques lavemens qui parurent le ſoulager.... Le 12 il devint triſte, il voulut faire ſon teſtament, il ne parla pendant toute la journée que de choſes affligeantes, & il refuſa opiniâtrément toute ſorte de nourriture. Vers le ſoir, l'averſion des liquides ſe manifeſta. Je crus dès ce moment qu'il étoit eſſentiel de le ſéparer ; j'eus toutes les peines du monde de le décider à quitter ſes camarades ; mais comme il avoit toujours eu beaucoup de confiance à ce que je lui diſois, il me ſuivit, & je le menai au petit Collége.... Ce malheureux ſe plaignoit particulièrement d'un embarras dans la région épigaſtrique ; il éprouvoit cette ſorte de hoquet qui eſt vraiment une convulſion du diaphragme ; lorſque je le prioit de boire, il me répondoit qu'il le voudroit bien par rapport à moi, mais qu'il lui étoit impoſſible, parce qu'il étoit obligé d'avaler & d'expirer tout-à-la-fois, & de plus qu'il n'étoit pas maître de l'horreur que lui faiſoit l'eau lorſqu'on la lui préſentoit. Son pouls étoit aſſez tranquille, ſa langue étoit plus rouge qu'à l'ordinaire, & il ſe plaignoit d'une ardeur conſidérable dans le fond du goſier. Il n'évacuoit rien ni par les ſelles ni par les urines ; quoique ſon viſage fût pâle & défait, ſon regard étoit animé ; il parloit avec peine, & ſa voix étoit devenue rauque & entrecoupée. Il prioit inſtamment qu'on le laissât tranquille & qu'on ne lui dît rien. Il mourut le 14, sans avoir éprouvé aucun accès bien violent; il n'a point eu de convulsions; il n'a jamais perdu connoissance; il n'a menacé personne; il n'a point été tourmenté par les agitations cruelles que les autres avoient essuyées. . . . . Cette modération dans ces accidens vient-elle de ce que les remèdes qu'avoit pris cet homme, avoient corrigé une partie du virus hydrophobique? je le croirois d'autant plus volontiers, qu'il avoit été mordu très-gravement au visage, & qu'il étoit d'une constitution très-robuste, & qu'il avoit été dévoré dans le temps que le Loup étoit dans l'accès le plus violent de sa rage. . . . . Je ne formerai là-dessus aucune conjecture.

Étienne Bernou, aussi de la paroisse de Confrançon, âgé de vingt-quatre ans.

Cet homme avoit été mordu à la partie supérieure du bras. Dès le 25 Décembre, il avoit commencé chez lui les remèdes que je lui avois donnés; il s'étoit rendu aux conseils de M. son Curé qui lui en avoit fait sentir l'avantage. Lorsqu'il arriva ici, le mercure commença à agir. Je fis continuer les frictions & la suite du traitement; mais je fus bientôt après obligé de l'abandonner, parce que la salivation devint très-abondante. Je le mis au régime & à l'usage d'une tisane délayante; il fut purgé plusieurs fois; il a eu pendant quelque temps les gencives & les amigdales enflées. Mais lorsqu'il est parti d'ici, tout étoit dissipé, & il se portoit fort bien.

Philibert Dagou, du hameau d'Angevain, paroisse de Saint-Itaire, âgé de soixante-deux ans, d'un tempérament assez robuste.

Cet homme avoit été très-gravement mordu au visage. Le loup lui avoit emporté au moins la moitié de la lèvre inférieure, & il lui avoit fait une grande plaie à la joue, exactement sur la pomette. Comme cet homme étoit un de ceux que je soupçonnois le plus, j'examinois tous les jours son état avec le plus grand soin. Il commença dès le 4 le traitement; le 12, à peu-près dans le temps que Mayeux enragea, ce pauvre homme devint singulièrement triste. Il se plaignit comme lui d'un embarras dans l'estomac, pour lequel je lui fis donner l'émétique, parce qu'il avoit la bouche très-mauvaise, la langue chargée, & qu'il éprouvoit de fréquentes envies de vomir. Quoiqu'il évacua beaucoup, il fût peu soulagé; & j'ai constamment vu que les émétiques & les purgatifs réussissent mal dans ces sortes de cas. Tous les symptômes qu'éprouvent alors les malades, doivent être attribués à une affection purement nerveuse. Cet homme ne mangeoit rien, il étoit fort inquiet, il poussoit souvent des soupirs involontaires, & son sommeil étoit troublé par des agitations considérables. Cependant son pouls étoit bien réglé, & l'ordre des sécrétions étoit naturel. . . . . Cet état qui me paroissoit très-suspect, me décida à augmenter la dose du mercure. Je lui fis prendre quelques bains, & le mis à un régime convenable. Chaque jour je lui fis donner un bol narcotique, parce que outre les symptômes ci-dessus, il passoit les nuits dans les plus grandes inquiétudes. Quelques jours après les accidens diminuèrent, & nous continuames les remèdes. Cet homme m'inquiétoit d'autant plus, qu'il ne nous avoit pas été possible de faire suppurer ses plaies.... A la fin du traitement il est retourné chez lui jouissant d'une bonne santé. Je lui ai donné de l'onguent mercuriel, des bols antispasmodiques & quelques purgatifs que je lui ai conseillé de prendre, suivant l'ordonnance que je lui ai laissée, parce que comme les plaies de cet homme ont été très-graves, je suis bien aise qu'il pousse le traitement jusqu'à deux mois.

Joachim Bardet, de la paroisse de Sailly, âgé de trente-deux ans, d'une constitution très-forte.

Ce malheureux avoit été mordu au pouce de la main gauche. Dès le 5, on l'avoit soumis au traitement le plus méthodique & le plus régulier. Il n'a jamais eu la moindre incommodité, à un léger mal de gorge près, qui dépendoit du mercure qui avoit un peu porté à la bouche & aux gencives. Le 28, cet homme sur lequel je n'avois jamais eu le moindre soupçon, se plaignit d'une grande douleur de tête. Il avoit une fièvre très-vive & le visage fort rouge; je le fis saigner au bras, je lui prescrivis la diète la plus sévère, & le mis à l'usage d'une tisane délayante dont il but abondamment. Le 29, il tomba dans le délire. Dès ce moment je le fis séparer, parce qu'il incommodoit beaucoup tous les autres malades. Il prit un bain de jambes & fut saigné au pied. Le 30 on répéta la saignée, parce que le délire devint très-fort : il étoit même furieux; il se figuroit que tous ceux qui l'approchoient, vouloient le voler. Comme l'ensemble de tous les accidens qu'éprouva cet homme, annonçoit un état très-convulsif, je le fis baigner dans de l'eau agréablement tiède; il y demeura avec plaisir pendant une heure & demie. Il continuoit à boire comme à l'ordinaire. Le soir il prit une potion narcotique, & il parut plus tranquille; mais le 31, le délire augmenta prodigieusement; il refusa la tisane, & il demanda du vin qu'il ne voulut pas boire non plus. Le soir tout étoit plus mal; il éprouva alors une aversion pour les liquides; il ne voulut absolument rien prendre.... Le lendemain la fureur étoit extrême; je fus obligé de le faire attacher, parce qu'il menaçoit tout le monde. Son pouls étoit devenu très-fréquent & serré. Les symptômes d'hydrophobie furent alors plus marqués. Il n'avoit au reste ni oppression ni hoquet, ni aucun des symptômes que les autres avoient éprouvés. Il mourut le jour suivant dans une espèce d'affection comateuse.

J'avois fu dès le lendemain que cet homme eut pris mal, qu'il avoit fait pendant trois jours de fuite une débauche de vin très-confidérable. Ce malheureux, fous prétexte de paffer dans une chambre voifine, où il y avoit un poêle, fortoit à l'infçu de tout le monde, & alloit avec un de fes amis boire à outrance. Je fuis convaincu que la grande quantité de vin que cet homme a bu, a beaucoup contribué à fa mort ; il a cependant montré des fymptômes non équivoques de l'hydrophobie. Eft-ce le vin qui a développé un refte de virus qui n'étoit pas affez confidérable pour produire des fymptômes de rage bien décidée, & qui auroit été corrigée fi cet homme avoit vécu plus régulièrement, & qu'on eût eu le temps de continuer les remèdes ?

Louis Grivel, du hameau d'Hutecour, paroiffe du petit *Sigy,* beau-frère de celui dont on vient de parler ; il a été mordu au bras.

Cet homme eft âgé de vingt-cinq ans, & d'un tempérament affez vigoureux ; il n'a rien montré de particulier pendant tout le temps du traitement ; il a pris vingt frictions & a modérément falivé. Il n'a pas éprouvé un inftant d'incommodité.

Il en a été de même de *Crépin Larofe,* auffi de la paroiffe de Sigy, âgé de vingt-un ans.

Ce jeune homme a été mordu au bras & au bas-ventre. Quoiqu'il fût agité dans le principe par les craintes les plus vives, il a éprouvé le traitement fans avoir été bien fatigué ; il avoit une averfion fingulière pour l'eau de Luce, ce qui me décida à ne le point forcer à la prendre. Le mercure a porté un peu à la bouche, & il a légèrement falivé.

Henri Chapotin, du hameau la grande Buffière, paroiffe de Saint-Marcellin, âgé de vingt-huit ans, & d'une très-forte conftitution. Le loup l'avoit fortement mordu au bras & à la main.

Il jouiffoit dans le commencement des remèdes, de la fanté la plus parfaite ; mais environ le 15 il devint trifte, & il éprouva dans la région épigaftrique le même embarras dont les autres s'étoient plaints. Il avoit outre cela une grande douleur de tête, & fon fommeil étoit fort agité. Je le fis faigner, & il prit l'émétique. Comme il n'étoit guère mieux, & qu'il paffoit les nuits les plus fatigantes, je lui donnai pendant quelques foirs des bols narcotiques & antifpafmodiques ; j'augmentai auffi un peu la dofe du mercure. Il ne faliva point du tout ; mais il fut attaqué d'une éruption miliaire qui couvroit abfolument tout le corps. Dès ce moment tous les accidens qu'il avoit éprouvés difparurent. Je difcontinuai les remèdes, & le mis au régime. Cette éruption fe deffécha cinq à fix jours après, & il changea entièrement de peau qui fe détachoit par de grandes écailles. La fituation de cet homme m'a inquiété long-temps ; mais avant la fin du traitement ; il fut en pleine convalefcence , & il eft retourné chez lui très-bien portant. ·

Voilà, Monfeigneur, le détail très - exact de ce qui s'eft paffé pendant tout le traitement des malades que Votre Grandeur a eu la bonté de confier à mes foins. Il eft évident que les remèdes qu'on a employés ont eu beaucoup de fuccès, puifque des onze malades qui ont été ici, il n'en eft péri que deux ; encore la mort du dernier peut être regardée plutôt comme la fuite d'une fièvre ardente, que de l'hydrophobie. Mais pour en démontrer davantage l'utilité, il faut mettre en comparaifon les malheureux qui font morts, fans avoir fait d'autres remèdes que ceux qu'une confiance aveugle accrédite dans cette province.

Gabriel Bounetin, du hameau les Poiriers, paroiffe de Donzy-le-royal, âgé de dix-huit ans.

Ce jeune homme eft mort enragé le 3 Janvier. Il avoit été mordu au cou & au bras. J'ai fu qu'il avoit éprouvé plufieurs accès très-violens, qu'il a eu des convulfions qui ont duré plufieurs jours, & qu'avant de mourir, il a pouffé des cris affreux. Ce jeune homme avoit pris la poudre d'écailles d'huîtres calcinées, avec le plus grand foin & avec toutes les précautions qu'on lui avoit indiquées.

Le nommé *Jean Devenot*, du hameau les Bois, toujours de Donzy-le-royal, eft mort chez lui le 11 Janvier, après avoir effuyé pendant fix jours les accès de la rage la plus terrible. Cet homme étoit âgé de cinquante - cinq ans & d'un tempérament très-robufte : il avoit été cruellement déchiré au vifage. Je tiens de ceux qui l'ont vu, qu'il a éprouvé une averfion fi grande pour les liquides, qu'il pouffoit des hurlemens affreux lorfqu'on lui en préfentoit. Ce mal s'étoit déclaré par un froid très-fenfible qu'il avoit reffenti pendant quelques jours. Il étoit devenu trifte & fort inquiet. Dès ce moment, il commença à être oppreffé & à pouffer des foupirs involontaires. Il éprouva auffi fortement cette efpèce de convulfion de la région épigaftrique, qui produit une forte de hoquet. Elle augmentoit fingulièrement lorfqu'on lui parloit de boire. Il a demeuré pendant cinq jours fans rien prendre abfolument. Il fuoit par fois étonamment. Sa fureur étoit quelquefois fi grande que perfonne n'ofoit l'approcher. Il craignit fur la fin jufqu'à la lumière; l'air même l'incommodoit. Il mourut dans des tourmens horribles, la face tournée contre terre, & dévorant de la paille qu'on avoit mife fous lui. .... Il avoit pris, comme le précédent, la poudre d'écailles d'huîtres calcinées.

Chriftine Jandet, de la paroiffe d'Amugny, fut apportée ici le 4 Janvier; elle étoit hydrophobe depuis la veille : cette fille avoit vingt-deux ans.

Elle avoit été mordue au nez & au bas de l'œil où elle avoit une plaie confidérable. Peu de temps après fon arrivée, je la vis avec tous les fymptômes de la rage. Elle avoit une fi forte averfion pour les liquides, qu'il ne fut pas poffible, malgré les inftances les plus vives, de lui faire avaler une cuillerée d'eau ou de vin. Elle fut faignée deux fois au pied, & on la baigna de force.... Le 5, elle parut plus tranquille; elle prit pendant la journée, quoiqu'avec beaucoup de peine, trois dofes de bols antifpafmodiques, auxquels j'avois fait ajouter l'eau de Luce; elle fut frottée deux fois avec double dofe de mercure..... Le 6, elle eut fucceffivement trois accès de rage auxquels elle fuccomba en éprouvant des mouvemens convulfifs très-violens..... Dans l'intervalle des accès, elle prioit Dieu & demandoit pardon à ceux qui la gardoient; mais auffitôt que l'accès s'annonçoit, elle avertiffoit elle-même qu'il falloit s'éloigner, parce qu'elle avoit envie de mordre. Elle bavoit alors horriblement. Elle s'étoit plaint, comme les autres, quelque temps avant de prendre le mal, d'un froid très-violent; fes plaies lui faifoient de grandes douleurs, elle foupiroit involontairement, & avoit la voix entrecoupée. Elle éprouva comme les autres, le hoquet & la convulfion du diaphragme, qui redoubloit fingulièrement lorfqu'on lui préfentoit de l'eau..... Cette pauvre fille avoit pris le remède de Palmérius avec toute l'exactitude imaginable.

La fille de *Mayeux*, de Confrançon, qui avoit été fi horriblement maffacrée, mourut ici le 5 de Janvier, au moment même qu'on l'apporta.

Elle avoit éprouvé chez elle les fymptômes les plus décidés de l'hydrophobie. Ses plaies étoient fi grandes & fi dangereufes, qu'il eft inconcevable comment cette pauvre fille avoit pu vivre jufqu'à ce temps-là.

En réfumant tout ce qu'on vient de dire, on voit 1.° que des quinze perfonnes qui ont été mordues, quatre font mortes dans l'accès de la rage la plus manifefte, quoiqu'elles euffent pris avec la plus grande précaution les remèdes les plus célébrés dans ce pays-ci...... 2.° Que des autres qui ont été foumis au traitement, un eft mort après dix jours de remèdes, mais qu'il a éprouvé des accès bien moins violens que les premiers; & que l'autre, quoique périffant avec des fignes non équivoques d'hydrophobie, paroît plutôt avoir été la victime de fes débauches que de la rage. On pourroit croire qu'il fe feroit fauvé comme les autres, fans fes excès qui ont, pour ainfi dire, exalté un refte de virus avant qu'il fût corrigé par les remèdes.... On ne parle pas du troifième, parce qu'il eft très-fûr qu'il eft mort des fuites de la plaie mal foignée par fes parens, qui l'abandonnèrent au régime le plus irrégulier...... 3.° Les huit autres qui ont éprouvé le traitement auquel on les a foumis pendant près de cinq femaines, font retournés chez eux bien portans. Six d'entre eux avoient été mordus très-gravement à chair découverte....

La plupart éprouvèrent, prefque dans le même temps, des fymptômes d'affection nerveufe qu'on pourroit attribuer au virus qui avoit été atténué & trop affoibli par les remèdes pour produire des accès manifeftes d'hydrophobie.

Il feroit bien à fouhaiter, Monfeigneur, que toutes les obfervations qu'on a fur cette matière, fuffent auffi claires, ou tout au moins rapprochées par une analogie auffi févère que celle que je viens d'avoir l'honneur de détailler à Votre Grandeur ; elles détruiroient peut-être la confiance malheureufe qu'on a en des remèdes inutiles, répandus depuis long-temps dans cette province. La célébrité de ces fecours, vient fans doute de ce qu'ils font adminiftrés par des perfonnes qui méritent à tous autres égards la confidération la plus diftinguée. Il faudroit que le Miniftère qui travaille avec tant de zèle au bonheur du peuple, prît fur cet objet les plus grandes précautions. Elles confifteroient à défendre à toutes perfonnes, de donner des remèdes dans de femblables circonftances ; & elles obligeroient les malades à recourir fur le champ à ceux qui feroient prépofés pour faire exécuter le traitement que le Gouvernement auroit approuvé.

Il eft très-certain que les remèdes que nous avons employés, ont eu beaucoup de fuccès ; mais ils en auroient eu bien davantage, fi on les eût employés de bonne heure, & fur-tout fi dès le principe, c'eft-à-dire peu de temps après la morfure on eût pratiqué les fecours extérieurs qui conviennent, & qui me paroiffent d'une néceffité indifpenfable : les fcarifications profondes, les amputations des lambeaux & du voifinage des plaies, la cautérifation, l'application des ventoufes, & fur – tout l'établiffement d'une fuppuration longue & abondante dans l'endroit mordu, parce qu'il arrive quelquefois que la falive fe niche dans le tiffu cellulaire, où elle demeure comme fixée & inerte jufqu'à ce qu'exaltée par quelque caufe, elle rentre dans la circulation, porte fur les nerfs & produit la férie des fymptômes de la plus affreufe des maladies.

Je ne finirai pas, Monfeigneur, le détail du traitement de nos pauvres malades, fans rendre juftice à M.ᵉ Martin, Chirurgien de notre hôpital. Il s'eft porté avec le plus grand zèle, non-feulement à panfer les plaies, mais encore à exécuter tous les remèdes que je lui ai ordonné. Il s'eft fait affifter de fon fils, auffi Maître Chirurgien de cette ville, & du fieur Preaud, Aide-chirurgien, qui m'ont bien fecondé pour rendre à ces malheureux tous les fecours que Votre Grandeur a eu la bonté de leur faire adminiftrer.

Je fuis, &c.

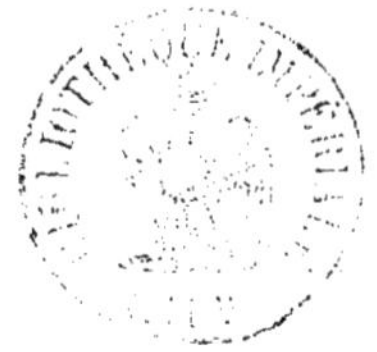

www.ingramcontent.com/pod-product-compliance
Ingram Content Group UK Ltd.
Pitfield, Milton Keynes, MK11 3LW, UK
UKHW020114100726
13658UKWH00005B/2165